MÉTHODE-CHERVIN

APPLIQUÉE A LA CURE

DU

BÉGAIEMENT

ET DE TOUS LES AUTRES DÉFAUTS

DE

PRONONCIATION

Méthode autorisée et recommandée par M. le Ministre de l'Instruction publique.

EXTRAITS

DE DIFFÉRENTS RAPPORTS OFFICIELS

Par CHERVIN Aîné

Officier d'Académie

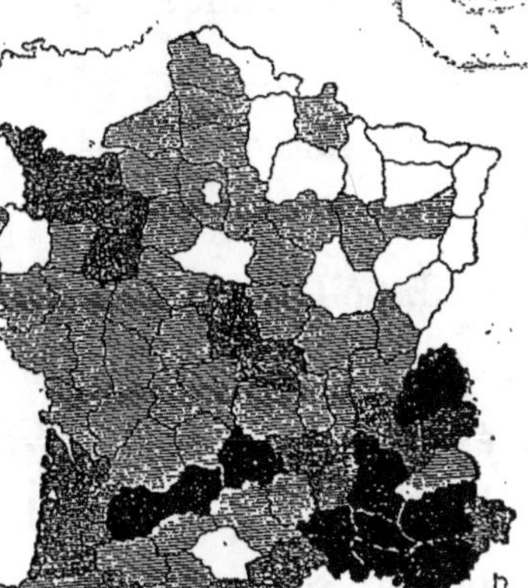

INSTITUTION DES BÈGUES DE PARIS

90, Avenue d'Eylau, 90

MÉTHODE - CHERVIN

On nous demande souvent des renseignements sur notre *Nouvel Enseignement des Bègues*, et presque toujours notre réponse est faite avec la crainte d'être trop élogieux ou pas assez. Il est en effet bien difficile de parler de soi.

Pour continuer de répondre à nos correspondants et éviter néanmoins l'écueil de dire trop ou de dire trop peu, nous allons laisser la parole aux médecins, aussi compétents que désintéressés dans la question, qui ont été officiellement appelés à donner leur avis sur notre Méthode, et qui ont rédigé, à cette occasion, différents rapports du plus grand intérêt. Pour cela, extrayons quelques lignes dans chacun de ces rapports, en nous appliquant à être le plus bref possible, pour ménager les moments du lecteur.

*
* *

« M. Chervin, disent les docteurs Desgranges, Fonteret et Passot, repousse les moyens mécaniques ; il n'a recours ni aux cailloux de Démosthènes, ni à la fourchette de M. Itard, ni à la gymnastique linguale de Mme Leigh, ni à la baleine de M. Malebouche, ni à la gesticulation et à l'isochrone de M. Serres ; ni au bride-langue et au muthonome de M. Colombat ; ni au cintre de M. Hervez de Chégoin, ni au râtelier artificiel de M. Wutzer, ni aux boules de caoutchouc de M. Morin, ni au pince-nez de M. Guillaume, ni à la cravate de M. Bates, etc.

Pour opérer la guérison d'un bègue, M. Chervin ne raisonne pas avec lui son infirmité ; il va droit au but en le forçant, sans qu'il s'en doute, à se corriger. Après quelques exercices de gymnastique linguale variant suivant la forme du bégaiement, après quelques conversations qu'il a eues avec son élève, celui-ci est tout étonné de voir qu'il prononce bien ; c'est une habitude qu'il a prise de bien articuler en *imitant*. Désormais il ne sera plus l'objet du ridicule et des moqueries, et il pourra, grâce au service rendu, embrasser la carrière qui convient à ses goûts » (1).

---

(1) *Rapport Officiel* présenté à la Société d'éducation de Lyon par une Commission déléguée par elle et ainsi composée : M. le docteur Desgranges, ex-chirurgien en chef de l'Hôtel-Dieu de Lyon ; MM. les docteurs Fonteret et Passot, membres de la Société impériale (de médecine de Lyon, — sur la Méthode employée pour la cure du bégaiement et de tous les autres vices de prononciation, par M. Chervin aîné, officier d'Académie. — 1863.

Après avoir désapprouvé les tentatives faites jusqu'à ce jour pour corriger le bégaiement, M. le docteur Gubian, président de la société impériale de médecine de Lyon, s'exprime ainsi : « Notre science, plus simple aujourd'hui, par cela même qu'elle est vraie, remontant à la nature de la maladie, adopte un traitement qui agit directement sur l'intelligence et produit consécutivement, par les organes locomoteurs, les modifications que leur impose l'ordonnateur cérébral. »

« C'est donc sur le siége de l'intelligence, sur le cerveau lui-même, que le professeur fixe son attention ; il exerce une nouvelle et véritable éducation de la parole. Le génie du traitement, réside dans le *rhythme*, l'*ordre*, la *précision*, qu'il rétablit par l'exemple de *régularité*, de *douceur* et de *patience*, qu'il donne à son élève, en faisant exécuter ses *formules de prononciation et de langage* avec une lenteur *mesurée et calculée*.

» M. Chervin professe réellement une méthode essentiellement intelligente, physiologique et gymnastique, qui guérit le bégaiement dans un ordre d'idées plus élevé mais à peu près de la même manière qu'un gymnasiarque instruit et intelligent change un choréique grêle et difforme en un homme bien conformé, agile et vigoureux » (1).

---

(1) *Rapport Officiel* de la Commission, instituée par M. le sénateur préfet du Rhône pour l'examen de la Méthode curative du bégaiement de M. Chervin aîné, officier d'Académie. Membres de la Commission : M. L. Aubin, inspecteur de l'Académie de Lyon, chevalier de la Légion d'honneur ; M. le docteur Gubian, président de la Société impériale de médecine de Lyon, chevalier de la Légion d'honneur ; M. l'abbé Hyvrier, supérieur de l'Institution des Chartreux, chevalier de la Légion d'honneur ; M. Valois ancien magistrat, président de la Société d'instruction primaire du Rhône, officier de la Légion d'honneur. — 1866.

La *Commission médicale provinciale de Liége* rappelle les paroles de M. le docteur Gubian, paroles citées plus haut, et les confirme en ces termes :

« Nos délégués ont pu s'assurer qu'il en est ainsi, et que le professeur s'occupe de faire l'éducation des organes qui concourent à l'acte de la parole, c'est-à-dire à reconquérir l'instinct primitif de la voix articulée, en enseignant au bègue à se servir de son instrument vocal » (1).

Un deuxième rapport belge se termine ainsi :

« La Méthode-Chervin comprend, à la fois : une gymnastique physique qui ramène lentement les organes vocaux à leur état primitif et normal ; une gymnastique intellectuelle qui, par la réflexion, la connaissance pratique du mécanisme de la parole, de la structure de la phrase·et de l'art de parler, fortifie l'acte du cerveau ; une gymnastique morale qui donne à l'esprit : la confiance, la tranquillité et sa complète liberté. Cette judicieuse et puissante méthode comprend deux traitements : un traitement général qui embrasse tout l'homme physique et moral, et un traitement spécial de tel ou tel agent de la parole dont l'état anormal caractérise le genre de bégaiement. Mais le professeur rejette bien loin, comme inutiles et barbares : les gros et petits cailloux, les boules de caoutchouc, les refoule-langues, les plaques interdentaires, les bride-lèvres, etc., dont on a rempli, de nos jours, la bouche du pauvre patient ;

---

(1) *Rapport Officiel* sur la Méthode-Chervin par les délégués de la Commission médicale provinciale de Liége : M. Ansiaux, professeur de clinique chirurgicale à l'université de Liége, officier de l'ordre de Léopold, etc. M. le Dr Putzeys, échevin de la ville de Liége, décoré de la croix civique de 1re classe, etc. — 1871.

comme il exclut également tous remèdes et opérations condamnés par l'expérience des plus savants praticiens » (1).

M. le Dr Boyer, adjoint à la mairie de Marseille, et organisateur du *Cours de Diction* à l'usage des bègues indigents, termine ainsi son appréciation : « Le système de M. Chervin, par sa simplicité et ses résultats, est un véritable bienfait pour l'humanité. » Et d'autre part : « Le cours municipal à l'usage des bègues, a complètement répondu aux promesses de M. Chervin et aux espérances du Conseil municipal. » (2)

Quelques années plus tard, un autre adjoint de Marseille, M. le docteur Isoard, s'exprime ainsi devant ses collègues. « M. le professeur Chervin, vient de nouveau faire bénéficier notre population des avantages de sa Méthode pour le traitement des bègues. Cette Méthode pour laquelle il a mis en application des études anatomiques et physiologiques approfondies sur les causes du bégaiement, a déjà donné des résultats surprenants consignés dans de nombreux rapports publiés par les Commissions instituées pour les constater. Elle consiste surtout dans l'application méthodique et raisonnée d'exercices dressés par lui et gradués de façon à vaincre en peu de jours cette difficulté du langage qu'il fait remonter à une cause plutôt morale que physique,

---

(1) *Rapport Officiel* demandé par M. le Bourgmestre de Bruxelles à M. le Docteur JANSSENS, médecin de la municipalité, membre de l'Académie de médecine de Bruxelles. — 1872.

(2) *Rapport Officiel* à MM. les membres du Conseil Municipal de Marseille, par M. le docteur Boyer, adjoint, chevalier de la Légion d'honneur ; M. Guibert, avocat, membre du Conseil Municipal ; M. Peyrot, inspecteur d'Académie, chevalier de la Légion d'honneur, — sur le Cours de Prononciation à l'usage des bègues, subventionné par le Conseil Municipal et professé par M. Chervin aîné, officier d'Académie, directeur-fondateur de l'Institution des bègues de Paris. — 1869.

et à donner à la parole l'ordre, le rythme, la régularité qui font défaut chez les bègues. Les départements du midi de la France, la statistique le constate, sont ceux où cette infirmité se rencontre le plus fréquemment. Le tempérament méridional donne à cette affection un caractère de persistance particulier; néanmoins dans nos confins, comme dans le Nord, les résultats sont identiques, et j'ai pu constater que les sujets qui pouvaient à peine articuler quelques mots, au prix des plus grands efforts, ont acquis en vingt jours de leçons, une facilité de langage qui ne laisserait pas douter qu'ils ont jamais bégayé » (1).

Voici l'appréciation de M. Y. Chatelet, chef de clinique à la Charité de Lyon :

« La guérison des bègues, par la Méthode-Chervin, ne comporte ni remède, ni opération, ni l'emploi d'aucun instrument dans la bouche. Cette Méthode est basée sur les règles ordinaires de la prononciation: c'est la Méthode de Démosthènes, moins les *cailloux*, professée avec une grande intelligence et une grande expérience de l'enseignement. Par une imitation attentive et constante, l'élève arrive à s'approprier la diction du professeur; l'exercice le fortifie dans cette nouvelle manière de parler, qui devient pour lui facile et naturelle. Le cours dure vingt jours.

Je connais beaucoup un ancien élève de M. Chervin qui prend la parole dans toutes les réunions publiques et qui s'en tire toujours avec honneur. Le succès des élèves est donc aussi complet que durable. »

M. le docteur Dompmartin, directeur de l'institution orthopédique de Dijon, qui a suivi plusieurs bègues dans

---

(1) *Rapport Officiel* à la Commission des Sciences et Arts du Conseil Municipal de Marseille par le docteur Izoard, adjoint au Maire, ex-interne des hôpitaux de Marseille. — 1872.

toutes leurs leçons, se résume ainsi : « La Méthode de M. Chervin comprend deux périodes : la première est employée à faire oublier l'ancienne manière de parler ; la seconde, à en donner une nouvelle qui soit facile et correcte. Dans le premier cas, on fait usage d'une prononciation lente, mesurée, qui conduit à une diction monotone, mais transitoire ; dans le second cas, on nuance la voix et on augmente graduellement la vitesse du débit : là, on apprenait à émettre, à soutenir et à modifier le son ; ici, on s'occupe de la phrase, de ses coupures ou repos, de ses intonations naturelles.

Parmi les élèves que j'ai eu l'occasion d'adresser à M. Chervin, j'ai revu un jeune ecclésiastique qui était menacé d'être renvoyé du séminaire pour cause de bégaiement, il y a cinq ou six ans, et qui est aujourd'hui *frère prêcheur*. — J'ai revu aussi un pauvre jeune homme qui, avant de suivre les leçons de M. Chervin, ne prononçant pas du tout certaines lettres les remplaçait par d'autres qui lui étaient faciles, ce qui produisait un langage tout-à-fait inintelligible : il est maintenant magistrat. »

M. le docteur Bernard Ornstein, médecin en chef de l'armée grecque, dont le nom est associé à toutes les questions scientifiques, s'exprime ainsi auprès de son Gouvernement : « La Méthode Chervin peut être comparée, pour la forme, à une méthode de lecture bien ordonnée, présentant successivement les voyelles, les consonnes, les mots, les phrases, la période. Ses exercices de langage, nombreux et variés, suivent une progression réglée sur des connaissances anatomiques, physiologiques et pédagogiques qui en assurent le succès. Je voudrais contribuer à l'introduction et à la propagation de cette méthode en Grèce, parce que je la considère comme destinée à rendre les plus grands services aux malheureux dont le bégaiement ferme l'entrée de toutes les carrières. » (1)

Selon un autre témoin oculaire, M. le docteur Touvenet, professeur à l'École de Médecine de Limoges, « les succès si complets, si rapides de la Méthode-Chervin, composée seulement de simples exercices de langage, font le plus grand honneur à la patience et à la perspicacité du professeur. »

M. Guyenot, chef de service à l'Hôtel-Dieu de Lyon et médecin consultant à la station thermale de Salins (Jura), fait ainsi part de ses impressions. « Je désirais depuis longtemps me rendre compte par moi-même de la valeur de la méthode de M. Chervin pour la guérison du bégaiement; peu disposé à admettre facilement les éloges que j'en avais entendu faire, je voulais voir pour croire. J'ai vu, avant le commencement du traitement, toute une série de bègues; je les ai examinés, chacun en particulier. J'ai revu ensuite tous ces malades après vingt jours de traitement. J'ai assisté à une leçon où le professeur a bien voulu récapituler son cours, et j'en suis sorti aussi profondément émerveillé des résultats obtenus que de la méthode. Ses résultats, ils sont incroyables; ces mêmes jeunes gens que j'avais vus si déplorablement affligés, parlent comme tout le monde, sauf peut-être quelque chose d'un peu plus cadencé dans l'émission, par l'habitude qu'ils ont dû contracter de scander régulièrement. Quant à la méthode, elle a pour elle d'être d'une grande simplicité ; gymnastique rythmique de la phonation, elle s'efforce de rétablir l'ordre

---

(1) *Rapport Officiel* à M. le Ministre de l'Instruction publique, sur la Méthode-Chervin appliquée à la cure du Bégaiement et de tous les autres vices de prononciation, — par le docteur Bernard Ornstein, médecin en chef de l'armée grecque. — 1869.

dans la parole comme dans les idées. Composée d'une série d'exercices dont la graduation et la combinaison révèlent des recherches nombreuses, elle a dû coûter bien du travail à son auteur ; son application fructueuse exige une surveillance et un zèle de tous les instants. Mais M. Chervin s'y consacre tout entier ; aussi ne peut-on qu'applaudir à ses succès que je proclame hautement et avec la certitude d'être utile, et aux médecins qui n'ont pas eu comme moi l'avantage de voir par eux-mêmes, et à cette classe si nombreuse de pauvres enfants dont l'avenir est complètement entravé par cette infirmité. »

M. le docteur Jeronimo Faraudo, professeur d'anatomie à l'École des Beaux-Arts de Barcelone (Espagne), chargé de voir officiellement les élèves de M. Chervin, se résume ainsi devant ses collègues de l'Académie de Médecine et de Chirurgie : « M. Chervin a obtenu, dans la guérison du bégaiement, des résultats inconnus jusqu'à ce jour » (1).

Un de ses collègues, M. le docteur Valenti, prend les mêmes conclusions, deux ans plus tard. « Nous voyons, dit-il, dans la Méthode-Chervin une double action, non seulement la domination de la volonté de l'élève pour la diriger convenablement, mais encore les exercices physiologiques phonateurs et les habiles combinaisons grammaticales ou linguistiques qui constituent la série de ses leçons.

La meilleure preuve des bons résultats obtenus par la Méthode-Chervin, ressort dans l'examen que j'ai fait des

---

(1) *Rapport Officiel* de M. le docteur Jeronimo Faraudo, professeur d'anatomie à l'école des Beaux Arts, au nom de la Commission officielle chargée d'examiner la Méthode curative du bégaiement professée à l'Hôtel-de-Ville de Barcelone (Espagne) par M. Chervin. — 1870.

élèves guéris depuis près de vingt mois. Non-seulement la guérison s'opère brièvement, mais encore elle persiste avec vigueur pour peu que les élèves suivent les indications de M. Chervin » (1).

Encore un extrait d'un rapport espagnol : « La Méthode-Chervin est un ensemble complet, raisonné et gradué d'exercices de langage où toutes les difficultés de la prononciation ont été prévues avec discernement et résolues avec habileté. Elle ne comporte ni procédés artificiels, ni moyens ferrulants, ni remèdes, ni opérations; elle est sûre, facile et très-expéditive » (2).

De tout ce qu'il a vu et entendu, le *Comité pour l'Instruction publique à l'Exposition internationale de Lyon*, se résume ainsi au sujet des bègues et de la Méthode qu'il a eu à examiner :

« Tous ces pauvres infortunés qui ne pouvaient, il y a quelques jours, articuler un seul mot sans rencontrer plus ou moins de difficulté parlaient aujourd'hui avec facilité; grimaces et contorsions avaient disparu, et l'expression de tristesse avait fait place à celle de la joie qui rayonnait sur tous les visages. M. Chervin voulut bien donner à la Commission un résumé de toutes les leçons : depuis *la pose de la voix, les sons séparés, les sons liés, les voyelles, les consonnes, les syllabes, les mots, les phrases;* jusqu'à *la lecture, la récitation* et *l'improvisation.*

Le Comité a ensuite entendu plusieurs anciens élèves de

---

(1) *Rapport Officiel* sur la Méthode-Chervin demandé par M. le Maire de Barcelone à M. le docteur Valenti y Vivo, médecin de la municipalité, membre de l'Académie de Médecine et de chirurgie de Barcelone, suppléant de la chaire de physiologie à la Faculté de médecine de cette ville. — 1871.

(2) *Rapport Officiel* présenté à la municipalité de Madrid sur la Méthode de M. Chervin pour la guérison du bégaiement, par MM. les docteurs José Mondéjar y Mendoza et Francisco Delgado Jugo. — 1871.

M. Chervin, une dizaine au moins, dont la guérison remonte à plus de dix ans. Ces élèves, fort connus à Lyon, se sont exprimés avec beaucoup de facilité, tous témoignent en faveur de la bonté de la Méthode,

Le Comité croit pouvoir exprimer son opinion de la manière suivante :

L'intérêt et les sympathies que le maître sait inspirer aux élèves, la direction suffisamment physiologique de son enseignement, l'ordre naturel et pratique suivi dans la progression et dans la variation de ses exercices de langage sont les caractères saillants de la Méthode-Chervin ; l'infirmité disparue, le moral se relève et l'intelligence peut se développer. Le cours ou traitement dure vingt jours » (1).

L'ordre chronologique que nous avons suivi dans nos citations amène les lignes suivantes extraites d'un quatrième rapport lyonnais :

- « Arrivant à l'appréciation que nous avons à émettre sur la Méthode-Chervin, nous vous dirons, Messieurs, qu'elle nous a paru reposer sur des bases solides et rationnelles, qu'elle est actuellement une méthode complète, raisonnée, intelligente et donnant des résultats sérieux. Elle a pour but le redressement et le développement régulier

---

(1) *Rapport Officiel* du *Comité pour l'Instruction publique à l'Exposition internationale de Lyon*, rapport demandé par M. le Président de l'Exposition. Membres du Comité : M. D. GIRARDON, Professeur à l'École La Martinière et à l'École des Beaux-Arts, Directeur de l'Enseignement de la Société d'Enseignement Professionnel du Rhône ; M. LANG, ancien Élève de l'École Polytechnique, Professeur à l'École Centrale Lyonnaise, Directeur de la Société d'Enseignement Professionnel du Rhône ; M. GOYBET, Principal de l'École La Martinière ; M. A. GIRARDON, ancien Élève de l'École Polytechnique, Professeur à l'École Centrale Lyonnaise et à l'Enseignement Professionnel ; M. le Docteur SOULIER, Médecin des Hôpitaux de Lyon, Rapporteur. — 1872.

des agents de la parole ; ses exercices de langage, bien choisis et bien gradués, sont exécutés avec facilité et avec ensemble ; les élèves, dont nous avons suivi le traitement, parlaient à la fin de leur *Cours de prononciation*, un langage surveillé, mais correct et facile qui se fortifie ensuite par l'habitude, devient précis, naturel, sans trace d'efforts comme nous l'avons constaté chez les anciens élèves revus par nous, plusieurs années après leur traitement.

Le cours dure vingt jours et comprend trois périodes : pendant la première, l'élève est soumis à un silence complet ; ce temps est employé à rompre avec la mauvaise habitude. Pendant la deuxième, l'élève parle, mais lentement, posément, méthodiquement ; ce temps est employé à contracter un langage facile et naturel. Pendant la troisième, l'élève parle couramment, non aussi vite que ceux qui courent, mangent leurs mots ou bredouillent, mais comme toutes les personnes qui ont fait un apprentissage de la parole, c'est-à-dire comme les personnes qui parlent bien ; cette période est employée à fortifier la nouvelle manière de parler et à la rendre durable ». (1).

*   *
*

Nous pourrions prolonger longtemps encore nos citations, mais celles-ci nous paraissent suffisantes déjà pour renseigner les esprits les plus exigeants ; nos extraits émanent d'ailleurs d'hommes appartenant tous à l'illustration du corps médical.

---

(1) *Rapport Officiel* à la *Société de médecine de Lyon*, par ses délégués MM. les Docteurs Passot, Fonteret et Marduel, rapport demandé par le Conseil général du Rhône, — 1872.

Cependant il pourrait arriver que ces extraits fissent désirer de lire les travaux dans tout leur entier; dans ce cas, on n'aurait qu'à nous exprimer le désir d'avoir la collection complète de nos rapports; nous nous empresserions de la faire parvenir *franco* par la poste, à l'adresse qui nous serait indiquée.

Enfin rappelons ici en terminant, que la Méthode-Chervin a été approuvée par la Société d'Éducation de Lyon, en 1863; mentionnée honorablement à la Sorbonne, en 1864; subventionnée par le Conseil général du Rhône, à partir de 1865; par la Ville de Lyon, à partir de 1866; par Son Excellence M. le Ministre de l'Instruction publique, à partir de 1867; par la Ville de Marseille, à partir de 1868. *Nouvelles succursales à Madrid, à Bruxelles, à Londres et à Saint-Pétersbourg*, dirigées par MM. CHERVIN Père, Fils et Frère.

TYP. SERINGE FRÈRES, PLACE DU CAIRE, 2.

DU MÊME AUTEUR

Méthode expéditive de lecture.

Petit Livre de lecture, nouvelles historiettes faisant suite à toutes les méthodes de lecture.

Famille, Patrie, Dieu, premières leçons de l'enfance.

Leçons de civilité données par une mère.

Premières notions de l'École primaire, exercices de lecture, d'écriture, d'orthographe et de calcul.

Grammaire, guide de l'élève dans l'étude de la langue française.

Arithmétique, un volume pour l'élève et un volume pour le maître.

Comptabilité morale, carnet de bons et de mauvais points; nouveau système d'émulation.

Orphéon des Écoles, principes de musique, solféges et chœurs.

Mes Récréations, poésies diverses.

Les Enfants, recueil de poésies se composant de scènes, dialogues, contes, spécialement consacrés à l'enfance.

Nouvelles Récréations, poésies diverses.

Le premier Livre des Sourds-Muets élevés dans l'asile et dans l'école primaire.

Les Bienfaiteurs des Sourds-Muets, mémoire lu au Congrès scientifique de France, tenu à Saint-Étienne, 1862.

L'Asile et l'École ouverts aux Sourds-Muets par la méthode de M. le docteur Blanchet, mémoire lu à la Sorbonne dans la réunion des Sociétés savantes, en 1864.

Statistique décennale des Bègues en France, mémoire lu à la Sorbonne dans la réunion des Sociétés savantes, en 1865.

Du Bégaiement considéré comme vice de prononciation, mémoire lu à la Sorbonne dans la réunion des Sociétés savantes, en 1866.

Rapport à S. Exc. M. le Ministre de l'Instruction publique sur l'*Institution des Bègues de Paris*, 1867.

Nouvelle statistique des Bègues en France, de 1852 à 1867, mémoire lu à la Sorbonne dans la réunion des Sociétés savantes, en 1870, traduit en espagnol et en italien par M. Arthur Chervin (fils); en anglais et en allemand par M. Amédée Chervin (frère).

Statistique des Bègues pour le département du Rhône divisé par Cantons et par Communes, travail embrassant une période de 20 années, de 1851 à 1871, exclusivement. Une Statistique semblable pour chaque département est en préparation.

Méthode-Chervin, Extraits de différents *Rapports officiels*.

Réponse à MM. X, Y, Z, etc.

TYP. SERINGE FRÈRES, PLACE DU CAIRE, 2.

www.ingramcontent.com/pod-product-compliance
Lightning Source LLC
LaVergne TN
LVHW021109050726
842519LV00005B/1907